BEI GRIN MACHT SICH IHR WISSEN BEZAHLT

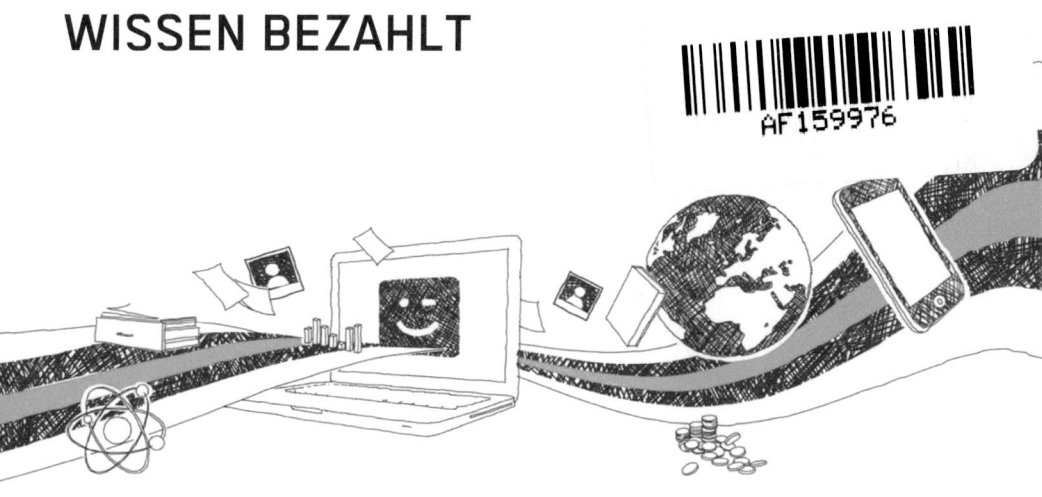

- Wir veröffentlichen Ihre Hausarbeit, Bachelor- und Masterarbeit

- Ihr eigenes eBook und Buch - weltweit in allen wichtigen Shops

- Verdienen Sie an jedem Verkauf

Jetzt bei www.GRIN.com hochladen und kostenlos publizieren

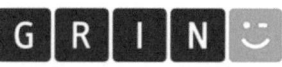

Bibliografische Information der Deutschen Nationalbibliothek:

Die Deutsche Bibliothek verzeichnet diese Publikation in der Deutschen Nationalbibliografie; detaillierte bibliografische Daten sind im Internet über http://dnb.d-nb.de/ abrufbar.

Dieses Werk sowie alle darin enthaltenen einzelnen Beiträge und Abbildungen sind urheberrechtlich geschützt. Jede Verwertung, die nicht ausdrücklich vom Urheberrechtsschutz zugelassen ist, bedarf der vorherigen Zustimmung des Verlages. Das gilt insbesondere für Vervielfältigungen, Bearbeitungen, Übersetzungen, Mikroverfilmungen, Auswertungen durch Datenbanken und für die Einspeicherung und Verarbeitung in elektronische Systeme. Alle Rechte, auch die des auszugsweisen Nachdrucks, der fotomechanischen Wiedergabe (einschließlich Mikrokopie) sowie der Auswertung durch Datenbanken oder ähnliche Einrichtungen, vorbehalten.

Impressum:

Copyright © 2017 GRIN Verlag
Druck und Bindung: Books on Demand GmbH, Norderstedt Germany
ISBN: 9783668647619

Dieses Buch bei GRIN:

https://www.grin.com/document/414108

Philipp Gläser

Der Zwang in Pflegeberufen

Eine phänomenologische Untersuchung

GRIN Verlag

GRIN - Your knowledge has value

Der GRIN Verlag publiziert seit 1998 wissenschaftliche Arbeiten von Studenten, Hochschullehrern und anderen Akademikern als eBook und gedrucktes Buch. Die Verlagswebsite www.grin.com ist die ideale Plattform zur Veröffentlichung von Hausarbeiten, Abschlussarbeiten, wissenschaftlichen Aufsätzen, Dissertationen und Fachbüchern.

Besuchen Sie uns im Internet:

http://www.grin.com/

http://www.facebook.com/grincom

http://www.twitter.com/grin_com

Inhaltsverzeichnis

1. EINFÜHRUNG UND BESCHREIBUNG DER METHODE 2

2. EINSTIEG IN DAS PHÄNOMEN ‚ZWANG' 2

2.1 ZWANG DER PFLEGE IM NATIONALSOZIALISMUS 2
2.2 PHÄNOMENOLOGISCHE BESCHREIBUNG 3

3. INTERDISZIPLINÄRE UNTERSUCHUNG DES PHÄNOMENS 3

3.1 WORTHERKUNFT 3
3.2 PHILOSOPHISCHE BEGRIFFSBESTIMMUNG 4
3.3 ZWANG IN DER PÄDAGOGIK 4
3.4 MEDIZIN UND PSYCHOLOGIE / PSYCHIATRIE 5
3.5 JURISTISCHE BEGRIFFSBESTIMMUNG 5
3.6 ÖKONOMISCHE BEDEUTUNG 6
3.7 ZUSAMMENFASSUNG DER BETRACHTUNG 6

4. ERWEITERUNG DES PHÄNOMENS 7

4.1 ANWENDUNG AUF DIE PFLEGERISCHE SITUATION IM NATIONALSOZIALISMUS 7
4.2 SCHLUSSFOLGERUNG FÜR DIE GEGENWART 8

5. FAZIT 8

6. LITERATURVERZEICHNIS 9

1. Einführung und Beschreibung der Methode

Im Rahmen dieser Hausarbeit haben sich die Autoren mit dem Phänomen Zwang beschäftigt. Als Grundlage für die nachfolgende Beschreibung dient die phänomenologische Methode, welche Frau Uzarewicz beschrieben hat. Wesentlicher Kernpunkt ist die Identifikation des Phänomens und die möglichst neutrale, narrative Beschreibung und Darstellung der Grenzen dieses und der angrenzenden Phänomene (Uzarewicz, 2010). Vorbereitend für diese Ausarbeitung fand eine Exkursion zusammen mit anderen Studierenden zum Schloss Hartheim statt. Aufbauend auf diesen Erfahrungen sowie der beruflichen Prägung der Autoren, wird der Zwang der Pflegenden im Rahmen der Euthanasie als Exempel für das Phänomen beleuchtet.

2. Einstieg in das Phänomen ‚Zwang'

In der heutigen Zeit findet sich das Phänomen „Zwang" in vielen gesellschaftlichen Gebieten wieder. Als Studierende des Fachbereichs Pflege haben sich die Autoren für eine Pflegesituation in der Zeit des Nationalsozialismus entschieden. An dieser soll geschildert werden, wie Zwang entsteht, wo er angrenzt und was dabei gefühlt wird.

2.1 Zwang der Pflege im Nationalsozialismus

In der Zeit des Nationalsozialismus war „Zwang" im Hinblick auf das pflegerische Personal von Bedeutung. Es kam vor allem durch die Geschehnisse im Schloss Hartheim zur Rekrutierung von Krankenschwestern und -pflegern für Patientenmorde. Diese wurden durch Ärzte von ‚T4' für diese Tätigkeiten eingestellt. Nach kurzer Bedenkzeit und Zustimmung zur Arbeit, seitens der Krankenschwestern und –pflegern wurden sie zum Stillschweigen und Mitmachen verpflichtet. Die Pflegekräfte hatten nicht wirklich die Möglichkeit dies abzulehnen, ohne mit Konsequenzen rechnen zu müssen. Diese verpflichteten Krankenschwestern wurden auch ‚Berliner Schwestern' oder ‚T4-Schwestern' genannt (Gaida, 2006: S. 37). Die Aufgabenbereiche des Pflegepersonals waren zwischen der ersten und zweiten ‚T4-Phase' sehr unterschiedlich. In der ersten Phase ging es vorrangig um bürokratische und praktische Vorarbeiten, wie zum Beispiel das Kennzeichnen der Patienten oder dem Entkleiden der Patienten vor der Gaskammer. Wogegen in der zweiten Phase Pflegekräfte, durch Anordnung der Ärzte, Tötungsaufträge direkt durchführten. Das pflegerische Assistenzpersonal wurde damals nicht befragt, ob es Zwangssterilisationen guthieße. Die innerhalb des Berufsfeldes Krankenpflege verübten menschenverachteten Handlungen wurden von den Durchführenden kaum als solche erkannt oder bewertet. Einige

Pflegekräfte fühlten sich aber auch in ein emotionales Dilemma verstrickt, aus dem sie keinen Ausweg sahen. Ihr berufliches Ethos der ‚Unterordnung unter die Interessen der Anstalten oder der Ärzte' wäre verletzt worden, hätten sie gewagt, ihre Situation zu analysieren und diese Taten abzulehnen. Die Einrichtungen und Ärzte übten somit indirekt einen Zwang auf die Krankenschwestern und –pfleger aus, gezielt Tötungen durchzuführen. Hätten die Pflegekräfte die Maßnahmen zur Tötung abgelehnt, wären sie nach ihrer beruflichen Sozialisation und Selbsteinschätzung ‚schlechte' Pflegekräfte gewesen (Gaida, 2006: S.38-39).

2.2 Phänomenologische Beschreibung
Hier wird nun die Ausbreitung des Phänomens Zwang deutlich. Die Pflegekräfte in der NS-Zeit hatten für sich konstatierte ethische Bezugsnormen, aber auch ein Berufsethos, der sich jedoch noch mehr nach den Ärzten oder den Zielen des Nationalsozialismus richtete. Nun erlebt die Pflegekraft eine Situation, in der sie aufgrund ihrer eigenen ethischen Prinzipien handeln würde. Hier wird beschrieben, dass die Pflegekraft die Hilfe bei der Zwangssterilisation ablehnt. Sie möchte diese Tat nicht durchführen, der Arzt hingegen schon, benötigt allerdings Assistenz. Er weiß um ihren Unwillen und dass er ihr Befehle geben kann. Somit ist er in einer besonderen Machtposition gegenüber der Pflegekraft. Der Krankenschwester ist bewusst, dass bei Weigerung der Arzt dies melden könnte. Ihre Reputation als Krankenschwester und ihre Anstellung sind durch diese Tatsache in Gefahr. Sie fühlt sich dadurch unter Druck gesetzt. Wahrscheinlich wägt sie hier ab, was schlimmer wäre: der Verlust ihres Jobs und ihres Rufs oder der Verlust ihrer Integrität. Gegen ihren anfänglichen Willen führt sie die Assistenz durch. Sie fühlt sich dadurch gebrochen und heißt die Tat auch weiterhin nicht gut.

3. Interdisziplinäre Untersuchung des Phänomens
Nach der ersten Beschreibung des Phänomens sollte klar sein, in welchen Grenzen sich Zwang bewegt. Um diese erste Beschreibung zu erweitern und die praktische Bedeutung zu verdeutlichen, findet nachfolgend eine interdisziplinäre Beleuchtung statt.

3.1 Wortherkunft
Zwang kommt vom Verb zwingen. Dieses wurde aus dem Mittelhochdeutschen ‚zwingen', ‚dwingen', ‚twingen', was vom Schwedischen ‚tvinga' stammt, hergeleitet. Dieses bedeutet in seiner ursprünglichen Benutzung zusammenpressen oder –drücken (Munzinger

Online/Duden, 2014). Für das Phänomen lässt sich ein Druck konstatieren, der auf den zu zwingenden einwirkt, damit sich dieser in die beliebte Form begibt. Per Definition ist eine Zwangsmaßnahme eine „Maßnahme, durch die ein Verhalten o. Ä. erzwungen werden soll" (Munzinger Online/Duden, 2015). Dieses wird also ‚in Form gebracht'.

3.2 Philosophische Begriffsbestimmung

„Zwang ist die Beeinträchtigung der freien Entscheidung, um gerade dadurch ein Handeln oder eine bestimmte Einstellung zu erreichen" (Brugger, Schöndorf, 2010: S. 593). Handlungen bezüglich hierauf könnte im Nationalsozialismus die Tötung ‚unwerten Lebens' oder die Beihilfe gewesen sein. Aus der Definition heraus sind jedoch nicht nur Taten, die erzwungen werden können, sondern auch ein Einstellungen, die diese Tätigkeit ethisch-moralisch rechtfertigen ließ. Eine Unterscheidung findet zum einen im inneren beziehungsweise äußeren Zwang statt sowie physisch oder psychisch (Eisler, 1930: S. 675). Begrifflich ist eine Abgrenzung von Zwang zum einen von Gewalt sinnvoll, bei dem es nicht um die Änderung einer Handlung oder Denkweise geht, sondern eine Schädigung des Vergewaltigten zum Ziel hat (Brugger, Schöndorf, 2010: S. 593–594). Macht hingegen „bezeichnet eine Kraft, die zu einer Stellungnahme zwingt" (Brugger, Schöndorf, 2010: S. 281). Also kann Macht als Ursache des Zwangs (innerer, psychischer) bezeichnet werden, beziehungsweise als eine Möglichkeit jemanden zu etwas zu zwingen. Der Zwang entsteht durch das Handeln einzelner oder von Institutionen (Brugger, Schöndorf, 2010: S. 593). „Erzwungene Handlungen muss und darf sich ein Mensch nicht anrechnen" (Brugger, Schöndorf, 2010: S. 594). Das würde zum einen bedeuten, dass die pflegerischen Tätigkeiten, auch der Mord an körperlich sowie geistig behinderten Menschen nicht zu Strafen für die Pflegenden führen sollte. Doch dieser Umstand gilt nicht nur für Böses, sondern auch für Gutes (Brugger, Schöndorf, 2010: S. 594). Das bedeutet also auch, dass beispielsweise Erste-Hilfe-Maßnahmen bei einem Unfall nicht als gut zu bewerten sind. Wenn derjenige der hilft, dies nur aus gesellschaftlichem oder staatlichem Zwang heraus agiert und nicht frei, kann ihm das nicht als gute Tat angerechnet werden. Zusätzlich gibt es in der Psychopathologie die Zwangsstörungen, die sich durch das Beherrschtsein von unfreiwillig ausgeführten Handlungsmustern oder Vorstellungen definieren (Regenbogen, Meyer, 1998: S. 752).

3.3 Zwang in der Pädagogik

In der Pädagogik ist das Thema Zwang von zentraler Bedeutung. Zum einen geht es hier um didaktische Überlegungen der Schülermotivierung. Diese kann durch internale Einflüsse, aber auch durch externale Faktoren. Im Rahmen der externalen sind die schon aufgeführten Merkmale von Zwang erkennbar. Sicherlich sind im Kindesalter die Eltern sehr prägend. Denn die Reaktion auf verschiedene Noten, speziell bei Sanktionierungen aufgrund schlechter Ergebnisse, werden die Kinder zum Erbringen von Lernerfolgen gezwungen. Doch nicht nur die externalen Einflüsse stellen einen Zwang dar. Auch internale Motivationen, ein gutes Leben zu führen und einen angesehenen Job zu haben, sind durch gesellschaftliche Ideale geprägt. Diese führen wiederum dazu, gute Noten zu schreiben um einen solchen Beruf erlernen zu können. (Harring, Palentien, 2013: S. 15; Zumkley-Münkel, 1984: S. 73–77)

3.4 Medizin und Psychologie / Psychiatrie

Die Medizin, als Wissenschaft, beschäftigt sich mit dem Heilen von Krankheiten. Deswegen werden bei der Beschauung des Phänomens Zwang vor allem, die aus ihrer Sicht krankhaften Anteile beschaut. Als Fachrichtung beschäftigt sich die Psychiatrie damit, ebenso wie die Psychologie. Deren bekannter Vertreter Sigmund Freud beschreibt den Zwang, den er oft in Verbindung mit einer Neurose sieht, mit einem Ringen von Zwangsgedanken, bzw. ein Zwangsdenken (Freud, Mitscherlich, 1980: S. 85). Dieses Denken kommt vom Patienten selber, wie der Begriff Neurose einleitet: „auf der Basis gestörter Erlebnisverarbeitung [...] Verhaltens-anomalie" (Munzinger Online/Duden, 2012). Hans Reinecker (1991) beschreibt, dass eine Vielzahl von Menschen zwanghaftes Verhalten zeigen, die sich jedoch mit den Phänomenen Gewohnheit und Ritual überschneiden. Als krankhafter Zwang wird durch ihn die Zwangsstörung aufgeführt. „Die in der Zwangsproblematik zentralen Vorstellungen, Handlungen und Ritualen schränken den Lebensvollzug einer Person und ihren Spielraum in höchsten Maße ein" (Reinecker, 1991: S. 4). Bei den auslösenden Zwangsgedanken beschreibt er eine Mischung aus verschiedenen Emotionen: Angst, Unruhe und Erregung. Im Kern dieser Handlungen stehen rationale Gedanken. Das unterstützt auch Freuds Ausarbeitung. Aufgrund von Erlebnissen entwerfen die Betroffenen für sich rationale Denkmuster, die bei der Bewältigung von Ängsten helfen.

3.5 Juristische Begriffsbestimmung

Zwang ist in der juristischen Betrachtung ein Phänomen, welches stets als Mittel für die Durchsetzung eines bestimmten Zweckes eingesetzt wird. Im Gesetz über den unmittelbaren Zwang bei Ausübung öffentlicher Gewalt durch Vollzugsbeamte des Bundes (UZwG) wird Zwang als „Einwirkung auf Personen oder Sachen durch körperliche Gewalt, ihre Hilfsmittel und durch Waffen" (UZwG, 1975: §2 [1]) mit gleichzeitiger Einschränkung der Grundrechte wie Leben dargestellt (UZwG, 1975: §3). Aus dieser Definition lässt sich der sogenannte „klassische Gewaltbegriff" (Entscheidungen des Reichsgerichts in Strafsachen 56, 87, 88) ableiten. In dieser Auslegung übt der Täter einen direkten Zwang zur Überwindung von geleisteten oder erwarteten Widerstand aus. Der aktuelle Gewaltbegriff sieht demnach auch die Beeinträchtigung der Freiheit in der Willensentscheidung mit Folge einer Zwangsentscheidung als geleistete Gewalt an (Wessels u. a., 1982). Zwang kann auch in Form der ‚Nötigung' ausgeübt werden. Nötigung ist dann gegeben, wenn dem Betroffenen ein seinem Willen wiederstrebendes Verhalten aufgezwungen wird (Joecks u. a., 2011: S. 25). Als Grundlage der Nötigung werden in der Rechtsnorm Gewalt oder Drohung zu einem rechtswidrigen Verhalten genannt (StGB, 1982: §240 [1]). Demzufolge ist Zwang stets durch die Gewaltausübung, sowohl psychisch und physisch, zu beeinflussen.

3.6 Ökonomische Bedeutung

In der Ökonomie beschäftigt man sich ebenfalls mit der ethischen Fragestellung zum Thema Zwang. Dieser wird durch den ökonomischen Wettbewerb und durch hierarchische Strukturen in Wirtschaftsorganisationen thematisiert. Er entsteht zum Beispiel, durch die Hintenanstellung moralischer Prinzipien, damit sich ein Vorteil im Wettbewerb verschafft werden kann oder um wettbewerbsfähig zu bleiben. Dadurch entsteht die Verpflichtung sich bestimmten Ordnungssystemen zu unterstellen, um das eigene Überleben zu sichern. Zwang entsteht außerdem, wenn ein Mitarbeiter bestimmte Handlungen zu erledigen hat und / oder andere Handlungen zu unterlassen hat um das gemeinsame Organisationsziel zu erreichen (Steinmann, Löhr, 1994: S. 29).

3.7 Zusammenfassung der Betrachtung

Es handelt sich bei Zwang um eine Art Druck, der je nach Sichtweise und Situation durch verschiedene Komponenten ausgelöst wird. Dabei lässt sich dieser in zwei Arten unterteilen. Zum einen den ‚inneren' und ‚äußeren' Druck. Der äußere Druck ist mehr dadurch gekennzeichnet, dass Gewalt auf den / der Gezwungenen einwirkt. Die Angst davor, bzw. die Vermeidung dieser soll dazu führen, verschiedene Haltungen einzunehmen oder Taten auszuführen. Ebenso kann eine Machtstellung, wie die eines Arbeitgebers, dazu führen, dass eine Person sich zu einer Tat gezwungen fühlt. Der Zwingende kann verschiedene Motive für die Ausübung des Drucks haben, bspw. gesellschaftliche / gesetzliche Verpflichtung, eigenes Interesse und Vorteilsnahme, Lust, aber auch wiederum Zwang. Es muss keine Person sein, welche den Druck ausübt, sondern auch Gegenstände, Organisationen, Verträge oder Normen.

Der innere Druck entsteht dadurch, dass die Person sich selbst zu etwas zwingt. Das kann durch bestimmte Erwartungen, Ideen etc. kommen. Druck allein bestimmt nicht gänzlich das Phänomen. Die Tat oder die Haltung die sich zeigt, muss für die zu zwingende Person einen inneren Konflikt auslösen, möglicherweise aufgrund ethisch-moralischer Einstellungen. Bei Zwangsneurosen weiß die Person, dass die Handlung gesellschaftlich nicht der Norm entspricht, muss sie dennoch ausführen, um den schwer wiegenden psychischen Druck zu entlasten.

4. Erweiterung des Phänomens

Angelehnt an die erste Beschreibung entsteht Zwang durch Druck der eigenen oder einer anderen Person, aber auch Gruppe, Werte etc., und hat als Ziel, eine bestimmte Tat oder eine Haltung beim Gezwungenen zu erzeugen. Der Druck kann von außen (durch Gewalt oder Machtstellung) kommen oder auch durch eine innere Haltung in Bezug zur Situation. Es gibt Zwangsmaßnahmen, was Maßnahmen sind, die eine Person zu einer bestimmten Tätigkeit zwingen (z.B. die Fixierung ans Patientenbett, Zwang zur Bettruhe). Weiterhin gibt es Zwangshandlungen, was Tätigkeiten oder Haltungen sind, die eine Person durchführt, bzw. einnimmt, weil sie dazu gezwungen wird (Assistenz bei der Sterilisation von ‚lebensunwerten Leben'). Die gezwungene Person fühlt sich durch den Zwang in seinen eigenen Willen gebrochen und dadurch unwohl. Die Durchführung der Zwangsmaßnahme löst beim Betroffenen eher negative Emotionen aus. Diese Überlegungen sollen nun im folgenden Abschnitt auf weitere Geschehnisse der Euthanasie, unter anderem im Schloss Hartheim, überprüft werden.

4.1 Anwendung auf die pflegerische Situation im Nationalsozialismus

Gerade im Niedermoser-Prozess, indem der Arzt Dr. Niedermoser und zwölf Pflegekräfte wegen ihren Taten angeklagt wurden, kann das Phänomen dargestellt werden. Die Pflegekräfte gaben verschiedene Beweggründe für ihre Beteiligung an. Zum Beispiel fürchtete die Oberschwester Pachner im Falle einer Ablehnung eine Dienstentlassung oder eine Versetzung. Hier zeigte sich die besondere Machtstellung des Arztes. Sie sahen sich gezwungen, die Tätigkeiten auszuüben. Oberpflegerin Schellander hatte sich nicht gewagt, der Oberschwester Pachner zu widersprechen. Sie war der Meinung, dass an sie mit Vorliebe Tötungsaufträge (Zwangshandlungen) erteilt wurden, da bekannt war das, sie es nicht wagte zu widersprechen. Sie gab an, sie habe nur ihre Pflicht erfüllt und habe sich dabei nichts Schlechtes gedacht. Jedoch wurde nicht nur in die freie Entscheidung eingegriffen. Weiterhin war das Ziel, die Haltung der Pflegenden zu ändern und oder zu festigen. Sie sollten denken, die Aufträge entsprachen den ethisch-moralischen Wertvorstellungen des Nationalsozialismus und seien somit gerechtfertigt. (Fürstler, Malina, 2004: S. 172–206) Rückblickend lässt sich sagen, dass viele Pflegende sich den Ansichten der NS-Regierung fügten (Foth, 2013: S. 60).

4.2 Schlussfolgerung für die Gegenwart

Für die heutige Situation der Pflegenden heißt das, dass genau das eigene Verhalten beobachtet werden muss. Ethische und moralische Prinzipien der Patienten sollten bekannt sein, um Handlungen oder Aussagen zu vermeiden, die eine Nötigung oder Zwang implizieren. Besondere Überlegungen, so finden die Autoren, müssen angestellt werden, wenn es um die Durchführung von Zwangsmedikation oder freiheitsentziehender Maßnahmen geht. Im Rahmen des ökonomischen Drucks sehen sich Pflegende gezwungen, Handlungen zu rationieren.

5. Fazit

Es wird deutlich, dass Zwang ein Phänomen ist, was in er Geschichte und auch Gegenwart der Pflege häufig auftaucht. Sie treten dabei als Zwingende und Gezwungene auf. Die Machtposition gegenüber dem Patienten und gewalttätige Handlungen zu einen sowie der Druck durch Arbeitgeber und Machtstellungen der Ärzte in den Kliniken zum anderen führen zu dieser komplexen Situation. Pflegekräfte sollten sich diesem bewusst sein und die eigenen Werte sowie die ihrer Patienten vertreten. Die Pflegenden im Bereich des Managements sollten als Einrichtungsleiter ihre Standards und Prozesse darauf abstimmen, dass die ethisch-moralische Einstellungen der Bewohner / Patienten ungemein wichtig ist, da bei Nötigung und Zwangsmaßnahmen mit juristischen Folgen zu rechnen ist. Als Beispiel gilt hier der traditionelle ‚Wasch-Montag', wo doch der Bewohner möglicherweise lieber Dienstag baden würde. Pflegepädagogen sollten ihren Kollegen und den angehenden Pflegekräften bewusst machen, was als Zwang gilt. Weiterhin ist es aus pädagogischer Perspektive sehr interessant, dass verschiedene Maßnahmen im Unterricht (Disziplinierung, Motivierung) ebenfalls die Grenzen der freien Handlung erreichen.

6. Literaturverzeichnis

Brugger, Walter; Schöndorf, Harald (2010): *Philosophisches Wörterbuch*. Vollständige Neubearbeitung. Freiburg im Breisgau: Karl Alber. — ISBN: 978-3-495-48213-1

Eisler, Rudolf (1930): *Wörterbuch der Philosophischen Begriffe SCI -Z*. 4. Aufl. Berlin: E.S. Mittler & Sohn.

Foth, Thomas (2013): *Caring and killing: nursing and psychiatric practice in Germany, 1931 - 1943*. Göttingen: V & R unipress (Pflegewissenschaft und Pflegebildung). — ISBN: 978-3-8471-0062-1

Freud, Sigmund; Mitscherlich, Alexander (1980): *Freud-Studienausgabe:: [in 10 Bänden plus Ergänzungsband]. Bd. 7: Zwang, Paranoia und Perversion*. 3., korrigierte Aufl. Frankfurt am Main: S. Fischer (Conditio humana). — ISBN: 978-3-10-822707-4

Fürstler, Gerhard; Malina, Peter (2004): *„Ich tat nur meinen Dienst": zur Geschichte der Krankenpflege in Österreich in der NS-Zeit*. Wien: Facultas. — ISBN: 978-3-85076-619-7

Gaida, Ulrike (2016): *Zwischen Pflegen und Töten: Krankenschwestern im Nationalsozialismus ; Einführung und Quellen für Unterricht und Selbststudium*. 5. Auflage. Frankfurt am Main: Mabuse-Verl. — ISBN: 978-3-938304-39-6

Harring, Marius; Palentien, Christian (2013): „Jugend zwischen Freiheiten und Zwängen - Die Herausforderung Jugendlicher im vereinten Deutschland". *Enzyklopädie Erziehungswissenschaft Online*. Beltz Juventa. — ISBN: 2191-8325

Joecks, Wolfgang; Miebach, Klaus; Germany (Hrsg.) (2011): *Münchener Kommentar zum Strafgesetzbuch*. 2. Aufl. München: Beck. — ISBN: 978-3-406-60290-0

Lamnek, Siegfried; Krell, Claudia (2010): *Qualitative Sozialforschung: Lehrbuch*. 5., überarbeitete Auflage. Weinheim Basel: Beltz. — ISBN: 978-3-621-27770-9

Munzinger Online/Duden (Hrsg.) (2012): „Neurose". *Wörternbuch medizinischer Fachbegriffe*. 9. Aufl. Berlin: Bibliografisches Institut GmbH.

Munzinger Online/Duden (Hrsg.) (2015): „Zwangsmaßnahmen". *Deutsches Universalwörterbuch*. 8. Aufl. Berlin: Bibliografisches Institut GmbH.

Munzinger Online/Duden (2014): „zwingen". *Das Herkunftswörterbuch*. 5. Aufl. Berlin: Bibliografisches Institut GmbH.

o. A. (1975): *Gesetz über den unmittelbaren Zwang bei Ausübung öffentlicher Gewalt durch Vollzugsbeamte des Bundes (UZwG)*.

o. A. (1982): *Strafgesetzbuch in der Fassung der Bekanntmachung vom 13. November 1998*.

Regenbogen, Arnim; Meyer, Uwe (Hrsg.) (1998): *Wörterbuch der philosophischen Begriffe*. Hamburg: F. Meiner Verlag (Philosophische Bibliothek). — ISBN: 978-3-7873-1325-9

Reinecker, Hans S. (1991): *Zwänge: Diagnose, Theorien und Behandlung*. 1. Aufl. Bern: Huber (Huber-Psychologie-Praxis). — ISBN: 978-3-456-82070-5

Steinmann, Horst; Löhr, Albert (1994): *Grundlagen der Unternehmensethik*. 2., überarb. u. erw. Aufl. Stuttgart: Schäffer-Poeschel (Sammlung Poeschel). — ISBN: 978-3-7910-9195-2

Uzarewicz, Charlotte (2010): „Zwischen Subjektivität und Wissenschaftlichkeit". In: *PADUA*. 1 (4), S. 6–13.

Wessels, Johannes; Hettinger, Michael; Hillenkamp, Thomas; u. a. (1982): *Straftaten gegen Persönlichkeits- und Gemeinschaftswerte*. 6., völlig neubearb. Aufl. Heidelberg: Müller (Strafrecht, Besonderer Teil). — ISBN: 978-3-8114-5682-2

Zumkley-Münkel, Cordula (1984): *Freiheit und Zwang in Erziehung und Unterricht*. Göttingen: Verlag für Psychologie, C.J. Hogrefe. — ISBN: 978-3-8017-0208-3

BEI GRIN MACHT SICH IHR WISSEN BEZAHLT

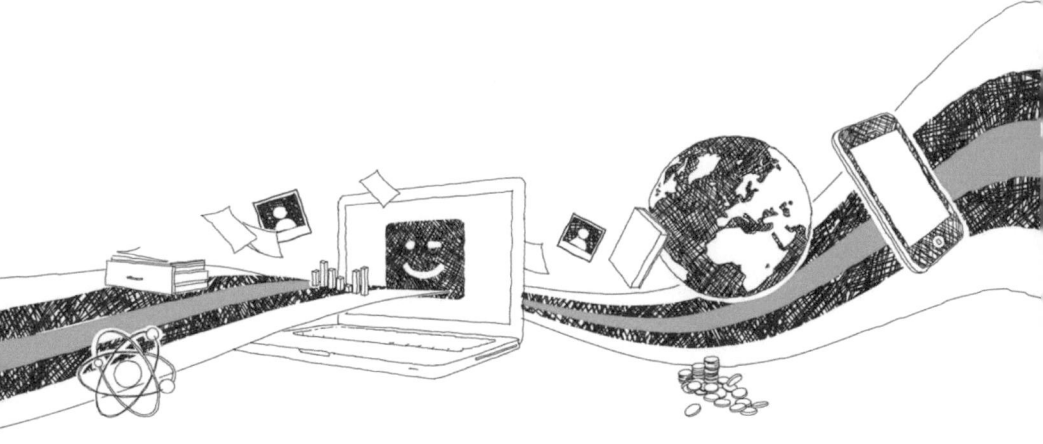

- Wir veröffentlichen Ihre Hausarbeit, Bachelor- und Masterarbeit

- Ihr eigenes eBook und Buch - weltweit in allen wichtigen Shops

- Verdienen Sie an jedem Verkauf

Jetzt bei www.GRIN.com hochladen und kostenlos publizieren

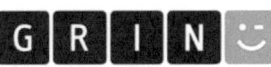